AF467417

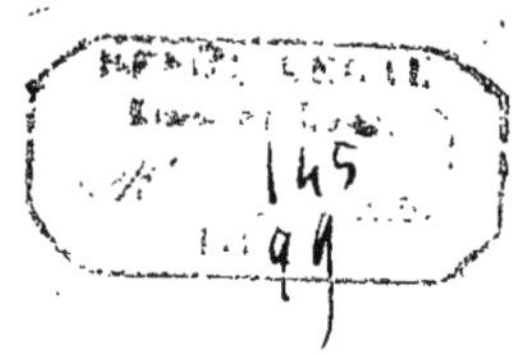

CONTRIBUTION A L'ÉTUDE

DES

RAPPORTS DE LA CHORÉE

AVEC

LA MENSTRUATION ET LA PUERPÉRALITÉ

PAR

Le Dr GENTIN

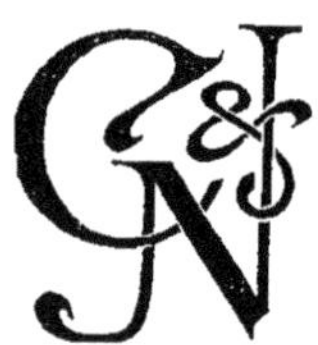

PARIS
GEORGES CARRÉ ET C. NAUD, ÉDITEURS
3, RUE RACINE, 3

1899

CONTRIBUTION A L'ÉTUDE

DES

RAPPORTS DE LA CHORÉE

AVEC

LA MENSTRUATION ET LA PUERPÉRALITÉ

PAR

Le Dr GENTIN

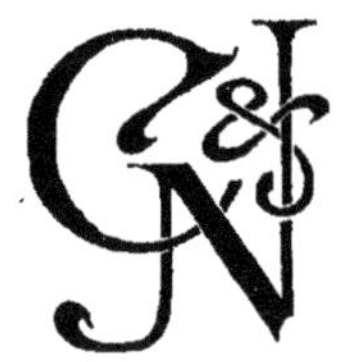

PARIS
GEORGES CARRÉ ET C. NAUD, ÉDITEURS
3, RUE RACINE, 3

1899

A MON PRÉSIDENT DE THÈSE

MONSIEUR LE PROFESSEUR PINARD

MEMBRE DE L'ACADÉMIE DE MÉDECINE

CHEVALIER DE LA LÉGION D'HONNEUR

AVANT-PROPOS

Au début de cet ouvrage, qu'on nous permette de jeter un regard en arrière et de remercier chaleureusement tous ceux qui nous ont guidé et éclairé de leurs sages conseils :

A nos premiers maîtres de l'école de Reims,

Et à nos chefs de l'Hôtel-Dieu de Reims,

A nos maîtres des Hôpitaux de Paris :

M. le Dr DESCROIZILLES (Enfants-Malades, 1895) ;

M. le Dr MOUTARD-MARTIN (Charité, 1896) ;

M. le Dr BRISSAUD (Saint-Antoine, 1897) ;

M. le Dr DUCASTEL (Saint-Louis, 1898) ;

M. le Pr PINARD (Clinique Baudeloque, 1898) :

Nous faisons l'hommage de notre thèse.

Nous remercions particulièrement M. le Pr PINARD, notre excellent maître, de l'honneur qu'il nous a fait en acceptant la présidence de cette thèse dont le sujet et les principes nous ont été fournis par son enseignement si pratique et si fécond.

Notre intention n'est pas de faire toute l'histoire clinique de la chorée : nous nous proposons de laisser complètement de côté les chapitres :

Anatomo-pathologie, au sujet desquels on sait trop peu de choses :

Symptomalogie et diagnostic, au sujet desquels au contraire tout à peu près a été dit et sur lesquels tout le monde est d'accord.

Nous étudierons seulement :

1° L'*étiologie* de la chorée :

2° Ses rapports avec la *menstruation* :

3° Ses rapports avec la *grossesse* :

4° Nous verrons alors quelles sont les conclusions que l'on peut en tirer au sujet de la *nature* de cette affection :

5° Et après, quelques mots de *pronostic*, surtout pour l'enfant :

6° Nous en déduirons les règles qui doivent nous guider dans le traitement.

CHAPITRE PREMIER

ÉTIOLOGIE

L'étiologie de la chorée a été l'objet de nombreuses hypothèses.

Laissant de côté :

1° La théorie de l'anémie où l'hypoglobulie paraît surtout une cause prédisposante et

2° La théorie de l'embolie qui n'explique pas tous les cas,

nous allons surtout insister sur la théorie rhumatismale et la théorie nerveuse.

Au premier abord toutes différentes, elles peuvent néanmoins se concilier et se retrouver d'accord sur un terrain neutre.

1° *Théorie rhumatismale.*

La présence du rhumatisme, si fréquente dans les antécédents des choréiques, la coexistence des lésions cardiaques à la fois dans le rhumatisme et dans la chorée avaient fait naître, sous les auspices de G. Sée, la théorie rhumatismale de la chorée. Défendue d'abord énergiquement par Roger, J. Simon, Cadet de Gassicourt, Descroizilles et un grand nombre de médecins d'enfants, elle ne tarda pas à être combattue par Comby, Leroux, H. Rendu, etc... On se répondit à coup de statistiques.

Chez nos 15 malades nous n'avons trouvé qu'une fois le rhumatisme articulaire aigu signalé.

Riche, dans sa thèse, dit l'avoir observé rarement dans les antécédents des femmes choréiques, nous serions assez volontiers de son avis.

De ce que la chorée coïncide quelquefois avec le rhumatisme articulaire aigu, il ne s'ensuit pas qu'il y ait entre les deux affections une relation de cause à effet : nous ne nions pas que la chorée se développe quelquefois chez des enfants rhumatisants ou issus de parents rhumatisants, mais nous verrons plus loin comment nous pensons qu'il faut comprendre les rapports du rhumatisme et de la chorée.

2° *Théorie nerveuse.*

La chorée a été à plusieurs reprises considérée comme une manifestation hystérique et à l'appui de cette théorie on a cité nombre de cas où on aurait trouvé les stigmates de cette névrose (hémianesthésie, rétrécissement du champ visuel, troubles de l'ouïe).

Le début brusque à la suite d'une émotion, d'une frayeur, comme le fait est noté maintes fois, semblait en faveur de cette opinion. M. Marie a trouvé l'ovarie du même côté que l'hémichorée, des deux côtés quand la chorée est généralisée, des zones hystérogènes, des crises complètes. Les troubles de l'état mental ont été classés par Lannois.

3° *Théorie de la dégénérescence.*

Certes entre la chorée et l'hystérie il existe une grande parenté, de même qu'entre le rhumatisme et la chorée. Mais nous ne croyons pouvoir mieux faire que de répéter à ce sujet ce que M. Joffroy écrivait en février 1893 dans la *Semaine médicale* à propos d'un cas de folie choréique :

« Il n'y a pas à proprement parler de folie hystérique : il y a des sujets hystériques qui présentent de la folie parce qu'en plus de l'hystérie ce sont des dégénérés. Il n'y a pas de folie urémique, typhique, basedowienne, hystérique..., mais il y a des malades atteints de chorée qui sont prédisposés aux troubles psychiques et *la même cause qui détermine la chorée* détermine également les manifestations de la prédisposition vésanique. Cette circonstance n'est pas étrangère à la genèse de l'hystérie, pas plus qu'elle n'est étrangère à la genèse de la chorée, mais ce n'est pas parce qu'elle (la malade) est choréique, ni parce qu'elle est hystérique qu'elle délire, c'est parce qu'elle est atteinte à un haut degré de dégénérescence mentale.

« Il est regrettable que dans un certain nombre d'observations de choréiques les antécédents héréditaires soient passés sous silence ou mentionnés avec un laconisme qui prouve qu'on n'y a pas attaché toute l'importance qu'ils méritent. »

Cette réflexion nous conduit à examiner les

Antécédents héréditaires.

Dans l'observation de la femme qui fait le sujet de la leçon de M. Joffroy on trouve :

Grand-père maternel, ancien soldat, s'adonnait quotidiennement à la boisson, son fils (le père de la malade) est également un buveur et faible d'esprit d'où le surnom de toc-toc. La bisaïeule maternelle et la grand'mère maternelle ont présenté toutes deux de la démence sénile. La mère de la malade est très nerveuse et très irritable ; la sœur a présenté des symptômes de grande hystérie, etc...

Une observation de Wiglesworth nous donne la mention que la mère est épileptique, l'oncle aliéné. Dans une autre observation de Digoy, il y a de l'aliénation mentale chez l'oncle et la tante maternels, etc.

Toutes ces observations, citées par M. Joffroy, ont trait à des folies choréiques.

Nous irons plus loin que lui dans cette voie et nous allons voir ce que nous trouvons dans les antécédents de nos femmes, même quand elles n'ont pas présenté de symptômes vésaniques.

1886, n° 304. Un frère a des attaques d'épilepsie ;

1898, n° 1135. Mère hystérique :

1898, n° 1628. Père mort dans un asile d'aliénés ;

1898, n° 791. — Mère extrêmement nerveuse et irritable, se mettant en colère pour un motif futile, pleurant sans cause, sujette à des céphalalgies tenaces et rebelles, de temps en temps perte de connaissance sans cri initial, ni morsure de la langue, ni émission involontaire d'urine, etc.

Obs. 2063. — Mère rhumatisante, père mort de bronchite chronique, était très nerveux (?), une sœur du père démente, actuellement dans un asile d'aliénés ; une sœur de la malade a été prise d'ictère à la suite d'une peur.

Obs. 2110. — Un des frères de la femme bégaye.

1899. Obs. 307. — Père nerveux facilement irritable.

Obs. 354. — Père rhumatisant.

Mère nerveuse sujette à des crises sur lesquelles les renseignements fournis sont vagues.

Dans quatre observations de la thèse de Patry (De la chorée variable ou polymorphe, chorée des dégénérés), nous trouvons l'hérédité nerveuse :

Obs. I. — Père alcoolique.

Mère nerveuse et, sans névropathie bien caractérisée, elle est impressionnable et pleure presque sans cause.

Obs. II. — Le père a quitté le domicile conjugal depuis la naissance de la malade et sa désertion, dit M. Brissaud, constitue un antécédent héréditaire qui équivaut largement à une névropathie officielle.

Obs. III. — Mère nerveuse, morte à 57 ans, paralysée depuis l'âge de 54 ans.

Obs. V. — Père syphilitique, pédéraste, ce qui équivaut certainement à une sorte de névropathie.

Mère névropathe ayant eu pendant 13 ans des crises épileptiformes.

Dans la thèse de Duchâteau nous relevons :

Obs. VI. — (Pitres).

Mère hystérique, a des attaques convulsives.

Père coléreux.

Grand'mère maternelle présente des crises coléreuses.

Obs. VII. — (Veigely).

Père irritable, emporté.

Mère nerveuse, sans crises convulsives.

Grand'mère maternelle a des grandes attaques convulsives.

Obs. IX. — (Perret, Lyon).

Père très vif, mère irascible, nerveuse.

Obs. XII. — (Auché).

Père alcoolique.

Mère emportée.

Grand'mère a des crises nerveuses.

Un aïeul aliéné.

Obs. XV. — (Dettling, Lyon).

Mère hystérique.

Obs. XVII. — (Dettling, Lyon).

Père ivrogne.

Obs. III. — (Duchâteau).

La mère a perdu 4 enfants de méningite.

La thèse de Fonteneau enfin nous donne :

Obs. IV. — Père rhumatisant et nerveux.

Mère a parfois des coliques hépatiques.

Un frère mort à 3 ans, de méningite.

Obs. VII. — Grand'mère asthmatique.

Obs. XII. — Une sœur goutteuse.

Obs. XV. — Mère morte à 60 ans, avait des accès d'asthme.

Les observations regorgent de ces antécédents, et nous n'hésitons pas à affirmer que toutes les fois qu'on voudra bien se donner la peine de les rechercher attentivement, on trouvera chez les ascendants des affections suffisantes pour expliquer l'apparition de la chorée chez leurs descendants.

Dans certains cas, les investigations demandent à être

poussées avec beaucoup de soin et de tact. Telle qui, par ignorance ou par honte, n'avouera pas que son père est alcoolique, donnera volontiers tous les renseignements que l'on désire sur chacun des symptômes de l'alcoolisme chronique (pituite, tremblement, etc.).

Dans d'autres cas, c'est plus loin qu'il faut chercher ; chez les collatéraux (oncles et tantes, grands-parents, etc.).

« Les choréiques sont donc des dégénérés à des degrés « divers, et sous des formes diverses. »

« La fatalité pèse sur eux » (Joffroy).

« Ne devient pas choréique qui veut, dit M. Pinard dans une de ses leçons ».

Ainsi comprise, la dégénérescence s'étend à la pathologie mentale, à toutes les affections nerveuses organiques et dynamiques, et à celles qui sont leurs proches parentes, les maladies par ralentissement de la nutrition, selon la formule de Bouchard.

C'est l'hérédité neuroarthritique et c'est ainsi que nous avons :

1° Des parents épileptiques, hystériques, aliénés, paralytiques généraux, etc. : à un moindre degré, des neurasthéniques, des émotifs, des irascibles, etc. ;

2° Des ascendants arthritiques, rhumatisants, obèses, goutteux, asthmatiques, calculeux. :

3° Enfin les grands déchus, les alcooliques.

A côté de ces cas si complexes, il faut citer ceux plus rares d'hérédité similaire, dont voici quelques exemples :

Lannois (*Rev. de Méd.*, 1888).

Antéc. héréd. — De nombreux parents, ascendants et collatéraux, atteints de chorée chronique.

Bonnaud, de Lyon.

Antéc. héréd. — La mère a eu trois grossesses, et à chacune d'elles, vers le 3e et le 4e mois, elle a eu des mouvements choréiques, qui sont allés s'aggravant jusqu'à la fin de la grossesse, pour disparaître un mois avant l'accouchement.

Chauffard (*Soc. méd. des hôpitaux*, 1895).

La mère à 11 ans est atteinte de chorée dans la convalescence d'une attaque de rhumatisme. A 21 ans, hémichorée, qui apparaît dès les premiers mois, au cours d'une grossesse. A 48 ans, un an après la ménopause, attaque très forte de chorée, à la nouvelle de la mort de son fils. A 13 ans, la fille atteinte de chorée dans la convalescence d'une attaque de rhumatisme. A 17 ans, à l'occasion d'une frayeur, seconde attaque de chorée. A 19 ans, au début d'une grossesse, attaque d'hémichorée.

Du reste, depuis le remarquable travail d'Huntington, où les observations ont été recueillies par son père et son grand-père, le fait est connu surabondamment et admis par tous. Charcot, Déjérine et Lannois, sont tous d'accord sur l'importance de cette hérédité.

Voilà le moyen de concilier les diverses théories de pathogénie de la chorée.

La chorée n'est pas fonction du rhumatisme, elle n'est pas une modalité de l'hystérie.

Ce sont tous trois des manifestations différentes de la même cause, la diathèse neuro-arthritique, et dès lors qu'y a-t-il d'étonnant à ce qu'on les retrouve plus ou moins associés chez le même individu ?

Les choréiques, nous le répétons, sont des dégénérés,

chez lesquels la malformation de l'appareil moteur est latente, jusqu'au jour où une cause variable viendra la mettre en activité, et cette cause nous apparaîtra clairement, nous l'espérons du moins, à la fin du chapitre suivant, quand nous aurons fait voir les relations étroites, les rapports intimes qui existent entre la chorée et la menstruation.

CHAPITRE II

DES RAPPORTS DE LA CHORÉE AVEC LA MENSTRUATION

Étudions l'histoire de l'évolution de la chorée. A quelques divergences de détails près, toutes les statistiques concordent sur ce point : à savoir que la chorée de Sydenham est une maladie du jeune âge et qu'elle frappe surtout les enfants, depuis l'époque de la deuxième dentition jusqu'à la puberté. Les faits de *chorée congénitale* qui ont été rapportés sont tout à fait exceptionnels : de plus, les observations n'en sont pas assez concluantes pour qu'on soit autorisé à admettre l'existence de cette variété ; ce qu'on a décrit sous ce nom est le plus souvent une diplégie spasmodique infantile.

D'après Vignaud Dupuy, de Saint-Florent, cette affection paraît se rattacher, dans quelques cas, à des antécédents névropathiques ou toxiques des parents : dans la majorité des cas elle paraît résulter plus directement d'accidents ou de maladies survenues au cours de la grossesse (Chorée congénitale, *thèse*, Paris).

Age.

Extrêmement rare au-dessous de six ans, comme au-dessus de 20 ans, la chorée offre son maximum de fréquence (dans la moitié des cas environ), entre 6 et 11 ans. De 11 à 15 ans, on compte à peu près le tiers des cas.

Sur 162 observations qu'a réunies M. Leroux, dans une statistique récente, on compte :

9 cas de.	2	à 5 ans
41 —	5	8 —
87 —	9	12 —
35 —	12	15 —

Notre statistique de cas observés à la clinique Baudelocque, toutes les fois que l'âge du début a été mentionné, nous donne :

Sur 76	5 à 10 ans..	18 cas.
	10 à 16 — .	45 —
	16 à 20 — .	13 —

La moyenne nous paraît un peu plus élevée qu'à la majorité des auteurs et nous inclinons à penser que le maximum de fréquence est de 10 à 16 ans, avec une prédominance marquée de 11 à 13 (22 cas de notre statistique).

Cette constatation n'aurait pas toute l'importance que nous lui attachons, si l'époque de la menstruation n'était également notée sur la plupart des observations ; on lit presque invariablement cette formule :

Chorée à 12 ans — Réglée à 13 ans.

Chorée de 11 à 13 ans — Réglée à 14 ans.

Chorée qui a duré jusqu'à l'apparition des règles.

Toutes nos observations sont concluantes et, pour ainsi dire, calquées les unes sur les autres.

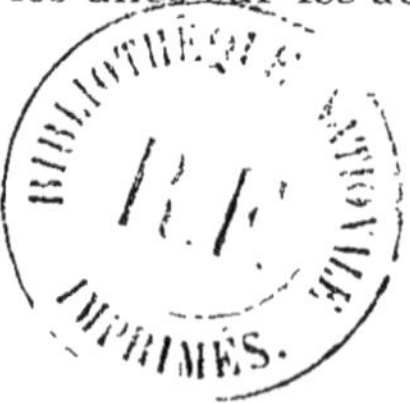

Dans certains cas, on lit :

Chorée de 11 à 12 ans — Réglée à 15 ans, ce qui semblerait mettre la théorie en défaut.

Mais chaque fois que nous avons interrogé avec soin ces femmes, nous avons obtenu l'aveu suivant : Sans doute, quand elles ont quitté l'hôpital, leur chorée était suffisamment améliorée, elles pouvaient marcher, manger seules, se livrer à quelques travaux : mais les travaux délicats leur étaient impossibles et jusqu'au jour où leurs règles sont apparues, elles ont continué à avoir de temps en temps des mouvements convulsifs, leur chorée n'était pas guérie. Il est fort utile, dans la pratique, de connaître cette relation ; on peut en tirer des conclusions pour le pronostic. Interrogé par une famille, anxieuse de voir traîner en longueur cette affection, le praticien peut annoncer, avec la presque certitude de n'être pas démenti par les faits, que la chorée cessera avec l'apparition des règles et, le jour où celles-ci seront survenues, annoncer la guérison à brève échéance.

Il se passe à ce moment dans l'organisme de l'enfant quelque chose de très complexe ; il augmente considérablement plus vite en taille et en poids. Sous l'influence du développement rapide que prennent tous les organes, mais surtout le système génital, les échanges nutritifs sont augmentés, et il y a dans toute l'économie une suractivité cellulaire qui entraîne l'augmentation de la quantité des produits de déchet.

Un enfant de 3 à 10 ans excrète en 24 heures par kilogramme de poids 0gr,84 d'urée, tandis qu'un adulte n'en émet que 0,40 à 0,50. La puberté surtout impose un surcroît de travail, car l'enfant doit fournir, non seulement la ration d'entretien, mais encore une somme d'éléments nutritifs, telle que jamais l'organisme n'en réclame autant. L'organisme se fatigue et toute fatigue coïncide avec la présence de toxines dans le sang.

Si ces produits sont insuffisamment éliminés, on pourra voir apparaître, chez les prédiposés du système nerveux, les symptômes de l'irritation cérébro-spinale. Le traitement classique (bromures, antipyrine, hydrothérapie, électrothérapie), pourra sans doute en atténuer les effets, mais la guérir, point. Le jour seulement où les règles apparaîtront donnera le signal de la guérison. Il semble qu'alors l'élimination d'une partie des toxines, dont la rétention était si funeste, se fasse par le sang des règles.

N'en a-t-on pas dit autant de la chlorose, cette autre maladie des jeunes filles, et dont les connexions avec les troubles menstruels sont si nettes.

Hippocrate, dans son traité des affections des filles, décrit une série de symptômes, dont une part relève certainement de la chlorose, et qu'il attribue à la rétention du sang dans la matrice. Cette explication se transmit d'âge en âge, et nous la retrouvons sous la plume d'un grand nombre d'auteurs jusqu'à ce siècle. Ambroise Paré écrit : « A d'aucunes le sang menstruel ne s'écoule, ne pouvant sortir, regorge en la masse sanguine qui s'altère et corrompt, faute d'être évacué..., d'où procèdent les « palles couleurs ».

A. Gilbert écrit dans le traité de médecine de Charcot et Bouchard (page 496, V) : « Expression de dégénérescence, la chlorose se montre de préférence chez les filles, elle se dévoile principalement à la puberté ». C'est à ce point de vue qu'on a pu dire que la chlorose était au système circulatoire ce que la chorée était au système nerveux.

Mais dira-t-on, et la chorée des jeunes garçons ?

A cette question, la réponse est facile. La menstruation n'est, chez les filles, que le signe extérieur de la puberté ; cette puberté se manifeste chez l'homme, par l'apparition de la sécrétion testiculaire, la pousse du système pileux, qui équivalent à des menstruations.

La relation est donc très nette entre la fin de la chorée et le début de la menstruation.

Voici quelques faits qui vont la rendre encore plus évidente :

Disparue au moment de l'apparition des règles, la chorée peut raparaître et reparaît dans certains cas quand, pour une cause ou pour une autre, les règles se suppriment.

L'observation n° 1552 de l'année 1898 nous en donne un exemple : « Fille réglée à 16 ans. — A 16 ans et demi, apparition d'une chorée qui dure près de six mois et pendant laquelle les règles sont supprimées ».

Patry dans sa thèse nous fournit deux observations intéressantes à ce point de vue :

Obs. III. — Marie M..., 26 ans, est atteinte de chorée polymorphe et hystérique. « Ce qui est singulier, dit l'au-
« teur, c'est que malgré ses belles apparences, son embon-
« point, son teint rouge, sa face joufflue, elle n'est réglée
« que tous les 3 ou 4 mois, les premières règles n'ont
« fait leur apparation qu'à 20 ans ». L'aménorrhée n'est pas complète mais l'émonctoire est nettement insuffisant.

Obs. VI. — « Marie L..., 28 ans. — Les règles n'ont « apparu qu'à 17 ans et demi et ont toujours été peu « abondantes.

« Première grossesse en 1891, sans chorée.

« 6 ou 7 mois après, quelques symptômes choréiques « Deuxième grossesse en 1892, sans chorée. Depuis « 2 mois, réapparition de la chorée. État actuel (5 mars « 1897) : depuis le 8 janvier, les règles n'ont plus reparu « et elle pense qu'elle peut être enceinte ».

« Nous avons pratiqué le toucher combiné au palper, « qui nous a tout simplement permis de constater que « l'utérus de volume paraissant normal est en rétroflexion ».

Il est facile de reconstituer l'évolution ; après ses deux grossesses, les ligaments utérins relâchés ont permis la rétroversion, qui a pu devenir une cause d'aménorrhée.

On voit par ces quelques exemples que, sous l'influence de la suppression des règles, quelle qu'en soit l'origine, la chorée peut apparaître pour la première fois ou récidiver.

Ceci nous conduit à rechercher ce que devient la danse de Saint-Guy dans l'état physiologique où l'absence de menstruation est la règle ; nous voulons parler de la grossesse..

CHAPITRE III

DES RAPPORTS DE LA CHORÉE AVEC LA PUERPÉRALITÉ

La chorée gravidique est une affection des femmes enceintes, relativement rare. Nous ne connaissons pas de statistique sur sa fréquence, aussi allons-nous mettre à profit les nombreuses observations recueillies à la clinique Baudelocque depuis 1889 et tâcher d'en donner une idée approximative.

De 1889 à 1899, il y a eu à la clinique 15,638 accouchements, parmi lesquels nous n'avons pu relever que 15 cas de chorée pendant la grossesse, soit une moyenne de 1 pour 1042.

Cette proportion déjà faible est certainement encore au-dessus de la réalité, parce que les Maternités sont le rendez-vous des cas pathologiques et qu'en dehors de la clientèle habituelle, bien des femmes ne sont venues que parce qu'elles étaient choréiques.

Malgré sa rareté, cette forme de la chorée est connue depuis longtemps, puisque la première observation en date remonte à deux cents ans (Riedlin, Linæ medicæ) L'attention devait être attirée sur elle, la plupart des cas de chorée de l'adulte ayant trait à des femmes grosses.

1° *Age.*

La période de la vie pendant laquelle on voit apparaître les symptômes choréiques est assez étendue, c'est en général entre 18 et 30 ans, rarement au delà. Ceci n'étonnera pas, si l'on songe, comme nous le verrons plus loin, que la chorée survient surtout lors de la première ou des premières grossesses.

Charpentier, dans son traité des accouchements donne le tableau suivant :

Sur 72 cas	De 17 à 20 ans. .	21 femmes.
	De 20 à 30 . .	43 —
	De 30 à 40 . .	8 —

Delage ajoute 143 cas ainsi repartis :

Au-dessous de 20 ans. . .	23 cas
De 20 à 30 ans.	70 —
De 30 à 36 ans.	3 —
Non indiqués.	38 —

Les 15 cas que nous avons recueillis à Baudelocque nous donnent :

17 ans.	2
18 —	3
19 —	2
20 —	1
21 —	5
22 —	2

En somme la chorée paraît surtout fréquente de 18 à

25 ans, mais c'est là une donnée toute générale, puisque c'est aussi l'époque de l'activité génitale de la femme et aussi celle de la primiparité.

2° *Primiparité.*

Jacoud la trouve dans les 2/5 des cas. Les observations de Bamberg se divisent en :

28.	I pares.
13.	II —
3.	III —
3.	IV —
2.	V —

Barnes donne sur 56 cas:

28.	I pares.
14.	II —
2.	III —
2.	IV —

Charpentier 50 I pares pour 30 multipares.
Nos 15 cas nous donnent.

10.	I pares.
5.	II —

Mais les femmes qui viennent accoucher pour la première fois sans chorée, et qu'on range sous la rubrique primipares, ne sont pas à l'avenir à l'abri de toute atteinte; si l'on pouvait les suivre, elles viendraient peut-être un jour grossir le nombre des multipares choréiques et faire pencher la balance.

Néanmoins, et tout en tenant compte de cette remarque, on peut dire que la primiparité paraît une condition favorable au développement de la chorée et que le nombre des choréiques décroît rapidement à mesure que celui des grossesses augmente.

Qu'on nous permette de faire remarquer à ce sujet que la même observation s'adresse à une autre maladie des femmes enceintes ; l'éclampsie. Nous verrons plus loin l'importance de ce rapprochement.

3° *Chorée antérieure.*

Dans quelles proportions rencontre-t-on, dans les antécédents de femmes choréiques, l'existence d'une chorée de Sydenham dans le jeune âge ; cette question nous paraît devoir être examinée à un double point de vue.

α) Parmi les femmes qui ont présenté de la chorée dans leur jeune âge, combien en ont présenté également pendant la grossesse ?

Notre statistique nous répond :

Sur 15,638 femmes,

89 avaient été des choréiques jeunes

15 seulement ont eu de la chorée gravidique,

Soit 1 pour 6.

Voici donc établi un premier point.

Un sixième environ des choréiques jeunes est atteint de chorée gravidique.

β) Inversement parmi les femmes grosses choréiques, combien avaient présenté de la chorée dans leur jeune âge ?

Charpentier dit. . . .	30	pour	93
Delage.	50	—	123
Soit.	80	—	216

C'est-à-dire une moyenne de 37 pour 100.

Notre statistique est beaucoup plus chargée que les précédentes et nous trouvons 12 fois la chorée chez nos 15 malades, ce qui semblerait indiquer que l'influence d'une chorée antérieure est beaucoup plus importante qu'on ne le croit généralement.

Les cas où la première manifestation de la chorée a lieu pendant une grossesse nous paraissent l'exception : nous n'en avons que 2 cas certains.

Il est vrai d'ajouter que deux de nos observations portent ce titre :

1° Chorée depuis 12 ans, ayant un peu augmenté au cours du travail ;

2° Chorée datant de 3 ans à la suite d'une peur.

Ces deux cas sont-ils à rapprocher de celui cité pour la première fois par J. Hicks, où la grossesse survint pendant une chorée? Devant l'insuffisance des renseignements, nous n'oserions l'affirmer.

4° *Époque d'apparition.*

A quelle époque de la grossesse va apparaître la chorée ? Elle est fort variable. Quelquefois la chorée en est le premier symptôme et on peut voir apparaître des changements de caractère, des mouvements convulsifs avant l'absence de la première période menstruelle.

Chez deux malades de Schweichten et Hochstetter,

la chorée apparut dans la 1re moitié du premier mois de la grossesse.

Nous pouvons ajouter à ces deux observations une semblable recueillie à la clinique Baudelocque en mars 1899 (n° 523), dont voici le résumé :

« Rhumatisme articulaire aigu, de 12 à 17 ans. Cette « femme s'est mariée à 18 ans et demi.

« 15 jours après, début d'une chorée qui cesse au « septième mois de la grossesse. Réapparition 3 ans après « au début d'une seconde grossesse ; cette deuxième « attaque a duré un mois, et depuis la femme n'a plus eu « d'accidents ».

L'apparition de la chorée coïncidait donc très exactement avec la fécondation.

Mais ces cas sont la grande exception et en général voici ce qui se passe :

Sur 162 cas réunis par Charpentier, on voit la grossesse apparaître

14	fois le	1er	mois
16	—	2e	—
31	—	3e	—
23	—	4e	—
21	—	5e	—
21	—	6e	—
11	—	7e	—
11	—	8e	—
11	—	9e	—

Le début est surtout fréquent dans les 3e, 4e, 5e, 6e mois dans la proportion de 96 pour 63, le maximum est atteint au 3e mois. Nos observations nous donnent des résultats semblables.

Plus la femme approche du terme et moins elle a de chances de devenir choréique ; cependant la chorée peut apparaître tardivement, on la voit, au 9e mois, quelquefois seulement au cours du travail.

Le début est quelquefois, souvent même, marqué par une grande émotion morale, une frayeur, une colère. On retrouve ce renseignement dans un grand nombre d'observations, mais, outre que les femmes sont trop portées à rattacher toujours leur chorée à une peur, nous pensons que, dans le cas où le fait est vrai, ces émotions ne sont que la cause occasionnelle déterminant chez les déséquilibrés une perturbation du système nerveux qui peut à son tour réagir sur le fonctionnement des organes.

5° *Durée.*

Une fois née, combien de temps va durer la danse de Saint-Guy?

A ce point de vue. il semble qu'on doive diviser les chorées en 2 catégories :

α) Dans une première série de faits, elle disparaît spontanément ou sous l'inflence du traitement au bout de 3 ou 4 mois, quelquefois même au bout de moins de temps.

β) Dans d'autres cas, on la voit se prolonger jusqu'à la fin de la grossesse en augmentant d'intensité, ce sont les chorées graves.

Tout acte coordonné devient impossible ; la malade ne peut plus ni manger, ni marcher, sans le secours d'autrui, les escarres dues aux frottements répétés apparaissent aux genoux et aux coudes ; sa situation devient dans certains cas assez grave, pour qu'on se soit cru autorisé à interrompre la grossesse. Nouvelle analogie frappante avec une autre maladie de la grossesse :

Entre les vomissements du début et ceux qu'on a qualifiés d'incoercibles, entre les traces d'albumine, les petits symptômes du brigthisme et les attaques d'éclampsie, il n'y a qu'une différence de degré et d'intensité comme entre la chorée légère et la chorée grave.

γ) Il nous faut signaler une troisième modalité plus rare. Après guérison, au bout de quelques mois, la chorée peut reparaître dans le cours de la grossesse et le plus souvent cette récidive se fait au moment du travail.

La danse de Saint-Guy peut donc durer tout le temps que les règles sont supprimées ; or, on sait que chez les femmes qui nourrissent, les règles mettent un certain temps avant de revenir.

M. Pinard enseigne qu'à la suite des deux premiers accouchements leur retour a lieu plus ou moins tard, mais qu'à la troisième grossesse une femme qui nourrit (pour la 3e fois bien entendu, sans quoi elle se retrouve dans le cas d'une primipare) n'a plus ses règles pendant toute la durée de l'allaitement.

Cette aménorrhée peut, elle aussi, s'accompagner de chorée, désignée pour cette raison sous le nom de chorea lactantium, chorée des nourrices : elle peut n'être que la continuation d'une chorée de la grossesse ou se développer seulement après la délivrance.

Dans quelques cas, on a remarqué que la succion du mamelon, au moment des tetées, augmentait l'intensité des mouvements convulsifs.

CHAPITRE IV

PATHOGÉNIE

En présence de tous ces faits, nous n'hésitons pas, en ce qui nous concerne, à nous rallier à la théorie de l'auto-intoxication.

La chorée est une auto-intoxication ; elle rentre avec le ptyalisme, les vomissements, l'éclampsie, certains œdèmes, l'albuminurie, dans les manifestations de l'hépatotoxémie gravidique.

Pour évoluer normalement, sans accidents, la grossesse suppose l'intégrité et le bon fonctionnement des organes, en particulier du foie et du rein et leur concours simultané.

La grossesse amène dans l'organisme maternel une suractivité fonctionnelle, destinée à nourrir deux êtres au lieu d'un ; cette hyperfonction ne va pas sans augmentation de la quantité des produits toxiques de déchet. Or, Chambrelant et Bouchardat ont montré que l'urine des femmes enceintes présente une grande diminution des principes solides, les phosphates, urates, sulfates, créatine et créatinine sont en moindre quantité et on y rencontre souvent des produits anormaux, albumine et glycose.

Labadie-Lagrave a montré que la toxicité urinaire diminue pendant la grossesse pour remonter progressivement après l'accouchement, et il ajoute que c'est à la suractivité fonctionnelle du foie pendant la grossesse qu'il faut attribuer la destruction plus grande des poisons qui pourraient nuire.

C'est du reste la théorie que Bouchard a soutenue pour expliquer la pathogénie de l'éclampsie ; celle-ci résulterait d'une intoxication complexe provenant non seulement du rein, mais aussi du foie qui fonctionne mal, de telle sorte qu'il y a de nombreuses causes d'empoisonnement par les substances de la bile qui restent dans le sang, par les ptomaïnes qui sont insuffisamment détruites et sont en partie résorbées.

Dans l'urémie, il est aujourd'hui parfaitement connu que la toxicité urinaire diminue et que le coefficient toxique du sérum augmente ; cette propriété peut même être utilisée pour le diagnostic dans les cas douteux.

A Bordeaux, le Pr Moussous a répété les mêmes expériences avec des injections intra-veineuses d'urines choréiques. Les résultats n'ont pas été satisfaisants ; mais, en présence des analogies frappantes entre ces diverses affections, il y a tout lieu de croire que, dans des circonstances plus favorables, les urines des choréiques se comporteraient comme les urines des urémiques. Notre maître, M. Brissaud, nous citait dernièrement l'exemple d'une de ses malades atteinte, pendant une grossesse, d'une chorée telle qu'on dut mettre la patiente dans un lit de son pour éviter les escarres. Dans une seconde grossesse cette femme eut de l'éclampsie.

« En définitive, dit Dresch (*Journal des praticiens*), nous considérons la chorée comme une réaction particulière d'un trouble nutritif préexistant, ayant amené l'état particulier d'auto-intoxication, si bien appelé toxinhémie. Mais la puerpéralité imprime un plus haut degré de gravité ; il y a hypertoxinhémie. La toxinhémie étant pour ainsi dire l'état physiologique de la grossesse, de la puerpéralité et de l'allaitement ; la croissance rentre un peu dans cette catégorie d'états et c'est pour cela que pendant cette période de l'existence apparaissent des modalités morbides spéciales.., la chorée ».

Chez toutes les femmes enceintes la cause est la même, mais chacune réagira à sa façon ; les toxines porteront leur action nocive sur leur locus minoris resistentiæ. Chez les dégénérées du système nerveux, elle peut déterminer la chorée d'autant plus sûrement que la femme aura déjà été atteinte dans son jeune âge de cette affection. La toxinhémie réveillera un feu qui couvait encore.

C'est à M. Pinard que revient tout le mérite de cette conception générale, c'est lui qui insiste toujours dans son enseignement sur cette relation entre les différentes maladies qu'il a réunies sous le titre d'hépatotoxémie gravidique.

Leur essence est la même et de cette conformité d'origine a résulté un traitement identique, qui a déjà donné de si excellents résultats.

CHAPITRE V

PRONOSTIC

Le pronostic doit être envisagé à un double point de vue : pour la mère et pour l'enfant.

1° *Pronostic pour la mère.*

Le pronostic brut, d'après toutes les statistiques, est en général assez défavorable, mais il faut savoir faire la part des choses.

Jaccoud	donne 4	morts pour.	. .	31 cas
Barnes	— 17	—	. . .	56 —

Dans les tableaux de Charpentier sur 101 cas de grossesses compliquées de chorée, nous trouvons :

75 femmes vivantes.
22 — mortes.
4 cas non indiqués.

Delage ajoute 143 observations.

111 femmes vivantes.
26 — mortes.
8 cas non indiqués.

Soit en tout :

186 femmes vivantes.
46 — mortes,

c'est-à-dire une mortalité maternelle de 25 pour 100. Le pronostic serait donc fort grave, puisque la mort surviendrait 1 fois sur 4.

Mais d'abord, nous avons vu que souvent la chorée disparaissait spontanément au bout de quelques mois ; ces cas passent souvent inaperçus, parce que les malades ne se font pas hospitaliser pour une affection qui ne les gêne guère.

Il faudrait en outre purger les statistiques de tous les cas où la mort est survenue par le fait d'une maladie intercurrente.

Fehling (*Archiv. Gynœkol.*, 1874) a constaté à l'autopsie que la cause de la mort était

1 fois une ulcération intestinale.
5 — une maladie du cœur.
1 — l'albuminurie.
10 — des affections cérébrales.

Dans un cas, dont parlait M. Pinard dans une de ses leçons, on a trouvé à l'autopsie les lésions de la néphrite interstitielle et souvent, chez les malades, la chorée existe avec l'albuminurie.

M. Raymond (*Dict. des sciences médicales*) montre que souvent la mort est due à une complication (apoplexie, péritonite). M. Pinard n'a jamais vu mourir une femme choréique. Est-ce une série heureuse ? Nous ne le pensons pas. Nous croyons plutôt que le traitement rationnel et bien guidé qu'il fait suivre à ses malades a surtout contribué à améliorer le pronostic.

Il ne faut donc pas être effrayé outre mesure en présence d'une femme choréique et, tout en faisant des réserves, porter un pronostic favorable *pour la mère*. L'examen des urines devra être pratiqué avec soin et plus souvent encore que pendant une grossesse normale : la présence de l'albumine étant un facteur de gravité. Du reste, la coexistence d'une autre manifestation de l'hépatotoxémie, quelle qu'elle soit, aggrave le pronostic, car elle est l'indice d'une intoxication plus profonde.

A quoi peut être attribuée la mort quand elle survient du fait de la chorée ?

Dans quelques cas la généralisation des spasmes au larynx, pharynx, diaphragme, amène des troubles respiratoires et digestifs pouvant, dans ce dernier cas, aller jusqu'à l'inanition.

D'un autre côté, l'agitation extrême des malades peut les priver de tout repos et de tout sommeil, augmentant ainsi les chances de cachexie. Ajoutons que des escarres peuvent s'infecter.

Enfin dans quelques cas de mort subite, l'autopsie est muette sur les causes de la mort.

2° *Pronostic pour l'enfant.*

Si le pronostic pour la mère est plutôt favorable, il est impossible, malheureusement, d'en dire autant en ce qui concerne l'enfant, car, sans considérer les cas où il naît à une époque trop éloignée du terme pour vivre, nous verrons le triste sort qui est réservé aux prématurés et même à ceux qui naissent à terme.

On peut donc diviser les enfants en 3 catégories.

1° *Enfants morts.*

Quels renseignements nous fournissent les statistiques ?

Mosler, sur 21 cas, trouve :

4 avortements, 2 accouchements prématurés.

Barnes, sur 56 :

10 avort., 29 acc. prém. spontanés.

1 — 1 — provoqués.

Bamberg, sur 64 :

10 avort., 5 acc. prématurés, 2 acc. provoqués.

Charpentier, sur 101 :

18 avort., 8 acc. prématurés, 26 non indiqués.

Soit 70 pour 100 d'accouchements à terme.

Delage, sur 143 :

18 avort., 15 acc. prématurés, 15 provoqués.

Soit une moyenne de 72 pour 100 d'accouchements à terme.

Voici le résumé de nos observations à ce sujet.

1893, n° 364. — III pare.

Enfant à terme *mort à 2 jours.*

1893, n° 1,301. — I pare, *chorée traitée.*

Enfant à terme du poids de 3kgr,100.

1894, n° 380. — II pare, *chorée traitée.*

Enfant à terme du poids de 3kgr,380.

1894, n° 381. — I pare, *chorée traitée.*

Enfant à terme du poids de 3kgr,210.

1894, n° 982. — I pare (?).

Enfant vivant de 2^{kgr},990.

1895, n° 359. — I pare, *chorée traitée.*

Enfant à terme du poids de 3^{kgr},460.

1895, n° 1,678. — II pare, *chorée traitée, albuminurie.*

L'enfant a présenté des pemphigus des mains et des pieds.

Mort à 9 jours,

1896, n° 1,431. — II pare, *chorée traitée.*

Enfant vivant de 2^{kgr},990.

1897, n° 1,130. — II pare, *chorée traitée.*

Enfant à terme du poids de 3^{kgr},350.

Cette courte énumération paraît être en défaut avec ce qui est généralement admis. Mais il ne peut en être tenu compte que dans une certaine limite, car dans la presque totalité des cas les femmes ont été soumises à la clinique au traitement.

Néanmoins sur les 9 enfants 2 sont morts à 2 et 9 jours : il est vrai que ce dernier portait du pemphigus et que la syphilis peut être soupçonnée ; la mère était du reste en surplus albuminurique.

2° *Prématurés.*

Deux autres pèsent 2,970 et 2,990 grammes, ils ne sont pas à terme et le sort des prématurés leur est réservé ; ce seront des infirmes au point de vue physique, prédisposés à tous les arrêts de développement, aux accidents congénitaux, hernies ombilicales et inguinales, malformations des membres, du cœur, du système nerveux, etc.

2 de nos observations sont des plus intéressantes et des plus caractéristiques à ce sujet.

La première concerne une femme choréique traitée par le chloral : elle accouche d'un enfant du poids de 3,100 grammes, présentant un peu d'hydrocéphalie, un spina-bifida et un céphalœmatome.

La deuxième est une primipare choréique dans son jeune âge, choréique aussi pendant sa grossesse qui guérit de sa chorée mais vint accoucher d'un enfant présentant un spina-bifida, des pieds bots, une légère hydrocéphalie qui augmenta les jours suivants.

Il est difficile de trouver mieux.

Que dire de ceux qui plus tard auront une maladie de Little, de ceux qui auront jusqu'à un âge avancé de l'incontinence d'urine, etc. ?

3° Enfin dans une troisième catégorie nous pourrons ranger ceux qui, complets au point de vue de la perfection des formes, seront des infirmes au point de vue intellectuel et moral. Les uns auront héréditairement de la chorée ; d'autres seront plus tard épileptiques, hystériques, les mieux favorisés seront seulement neurasthéniques, impulsifs, etc.

Survienne une syphilis, on les verra devenir tabétiques, paralytiques généraux, etc.

Le tableau, on peut le voir, n'est pas très attrayant ; le pronostic pour l'enfant est sombre ; pronostic immédiat en ce qui concerne sa vitalité, le développement normal de ses organes ; pronostic éloigné en ce qui concerne l'intégrité de son système nerveux et de son intelligence. Et le cycle recommencera, l'hérédité sera de plus en plus chargée et leurs enfants verront s'accumuler sur eux toutes les déchéances et toutes les tares.

CHAPITRE VI

DU TRAITEMENT

De ce que nous avons dit jusqu'ici, découlent les règles du traitement :

Nous diviserons ce chapitre en :

1° Traitement de la cause ;

2° Traitement du symptôme ;

3° Traitement obstétrical ;

4° Traitement prophylactique.

1° *Traitement de la cause.*

La thérapeutique médicale a essayé de nombreux médicaments pour le traitement de la chorée. Nous ne reprendrons pas tout ce qui a été fait sur ce sujet.

Le fer, le quinquina, l'arsenic ont été successivement recommandés ; l'antipyrine a paru un moment donner des résultats, mais nous le donnerons d'autant moins volontiers que nous connaissons son influence fâcheuse sur le rein, dont l'intégrité est si nécessaire en la circonstance.

Tous les antispasmodiques ont été essayés ; l'opium par Trousseau, le sulfate de zinc en Angleterre ; Oulmont dit avoir obtenu de bons résultats de l'hyoscyanine.

Demoré a dû un succès à l'administration de bains de décoction de valériane.

M. Tarnier recommandait le bromure de potassium à la dose de 4 à 8 grammes par jour.

Pour nous, la première indication est de supprimer la cause et, étant donné que nous rattachons à la même étiologie l'éclampsie et la chorée, nous recommandons de suivre l'exemple de notre maître et de prescrire :

Régime lacté.

Les succès remarquables obtenus dans l'éclampsie et les vomissements incoercibles donnent lieu d'espérer un résultat satisfaisant. En tous cas, si le régime lacté n'amène pas toujours la guérison définitive, il empêche les accidents graves de se produire et c'est sans aucun doute à cette excellente pratique que M. Pinard doit la bénignité des cas qu'il a observés.

Le régime lacté agit sans aucun doute en diminuant dans la limite du possible les sources de l'intoxication.

2° Traitement du symptôme.

La cause supprimée, le système nerveux, qui a reçu un coup de fouet, continue à réagir pendant un certain temps et c'est contre cette hyperexcitabilité qu'est dirigée la seconde indication.

En cas de chorée légère, tous les médicaments peuvent réussir.

Contre la chorée grave, le *chloral* est pour ainsi dire un spécifique.

Il a été recommandé d'abord par Rüssel qui l'a vu réussir dans un cas où le KBr avait échoué. M. Pinard dans une de ses leçons recommande le chloral à haute dose. Jusqu'à lui on n'avait pas osé dépasser 3 et 4 grammes par jour. Il recommande d'augmenter ces doses, s'il est nécessaire, et d'atteindre jusqu'à 7,8 et 10 grammes, afin de procurer le sommeil ; on ne réveille la malade que pour les repas, on diminue le chloral quand les symptômes diminuent d'intensité, mais on ne le cesse que quand ils ont complètement disparu. Dans une observation de M. Lepage rapportée par Riche dans sa thèse, c'est cette méthode qui fut suivie ; elle eut les meilleurs avantages puisque la malade qu'on était obligée de faire manger pouvait à la fin de sa grossesse se livrer à des travaux d'aiguille et tricoter.

On pourra trouver à la fin de cet ouvrage quelques observations de femmes traitées dans le service par le chloral et dont l'état s'est considérablement amélioré. De même que le traitement régime lacté et chloral a rendu à tel point bénin le pronostic de l'albuminurie que M. Tarnier a pu dire qu'une femme mise au régime lacté pendant huit jours ne peut pas devenir éclamptique ; de même aussi que le régime lacté a guéri un nombre si considérable de vomissements incoercibles ; de même nous pensons que à l'avenir ce traitement évitera souvent l'intervention de l'accoucheur dans la chorée.

3° *Traitement obstétrical.*

En face de cas graves menaçant directement les jours de la mère, on s'est cru autorisé à agir sur l'utérus lui-même.

Wade a dilaté le col de l'utérus comme Copeman l'avait

fait pour les vomissements incoercibles et put obtenir un succès. La femme mena sa grossesse à terme. Dans des cas analogues, certains accoucheurs, considérant qu'après l'accouchement la chorée cessait généralement, voulurent imiter l'exemple de la nature et firent soit des avortements, soit des accouchements prématurés, suivant l'urgence.

Ahlfeld, Fischl, Spiegelberg ont eu recours à ce procédé, tout en recommandant d'agir le plus près possible du terme.

Mais outre que la guérison ne survient pas toujours après l'intervention, comme cela est arrivé à Lawson-Tait, Ingleby, Goodell, dont les malades moururent, nous savons trop le triste sort réservé aux prématurés, malgré les merveilleux progrès que M. Tarnier leur a fait faire dans sa couveuse.

Il ne faut donc interrompre la grossesse que quand les jours de la mère sont immédiatement menacés. Riche, Fonteneau et Delage pensent ainsi.

Mais nous avons la plus grande confiance dans le régime lacté et nous croyons qu'à l'avenir les cas seront très rares où l'accoucheur sera réduit à cette dure extrémité.

4° *Traitement prophylactique.*

Nous ne croyons pas avoir tout dit.

Y a-t-il un moyen d'éviter la chorée ?

Dans une certaine mesure, oui. En faisant de la puériculture, comme M. Pinard l'a si bien démontré dans sa leçon d'ouverture de 1898.

Puisque c'est aux parents qu'incombe la plus grande responsabilité dans la production de la chorée ; c'est à eux aussi que revient le devoir de tout faire pour arrêter ou diminuer la dégénérescence de leur race. Les principes sont difficiles à tracer.

En voici quelques-uns :

Interdire le mariage ou tout au moins la grossesse aux femmes dont l'hérédité est trop chargée et les antécédents personnels trop significatifs pour qu'il y ait lieu d'espérer d'elles des enfants sains.

La diathèse neuro-arthritique est malheureusement au-dessus de nos ressources, mais il est une grande cause de dégénérescence contre laquelle nous pourrions beaucoup et c'est dans la lutte de la société contre l'alcoolisme que nous trouvons le meilleur moyen de régénérer la race.

OBSERVATIONS

I. — Observations de chorée du jeune age

1898, n° 791, I pare.

Antécédents héréditaires.. — Grands parents paternels(?).

Grand'mère maternelle morte d'affection cardiaque.

Grand-père maternel vivant, bien portant, sans tare nerveuse.

Le père bien portant n'a jamais été nerveux, ni malade.

Le mère a eu à 17 ans une attaque de rhumatisme articulaire aigu ; depuis cet âge, nouvelle attaque tous les 2 ou 3 ans ; elle est d'un caractère extrêmement nerveux, se mettant en colère pour un motif futile, pleurant sans cessé, sujette à des céphalalgies tenaces et rebelles : de temps en temps elle perd connaissance sans cri initial, ni morsure de la langue, ni émission involontaire d'urine, cette perte de connaissance durant quelques minutes ; la crise passée elle reprend aussitôt son travail.

4 frères bien portants sans stigmates nerveux.

Antécédents personnels. — Rougeole à 5 ans.

Elle n'est ni nerveuse ni rhumatisante.

A 13 ans, elle ressent une violente émotion (peur d'un chien) ; aussitôt elle tombe à terre, elle est prise d'un tremblement étendu à tout le corps, soubresauts, claquements de dents, mouvements désordonnés.

La perte de connaissance est complète pendant 24 heures ; le tremblement généralisé dure 48 heures, puis se localise aux membres inférieurs sans prédominance pour un côté. Un médecin diagnostique chorée, envoie la malade à Vichy, d'où elle revient guérie au bout de trois semaines.

Depuis lors plus rien.

Ell est réglée à 15 ans.

Son caractère ne s'est pas modifié ; elle se plaint seulement de céphalalgies fréquentes et de troubles digestifs.

La grossesse évolue normalement, sauf quelques vomissements pendant les 4 premiers mois.

1898, n° 2003, III pare.

Antécédents héréditaires. — Mère vivante, rhumatisante et bronchitique.

Père mort de bronchite chronique, était très nerveux.

Une sœur du père démente est actuellement dans une asile d'aliénés.

Hérédité paternelle très manifeste chez la parturiente qui a ses traits et son caractère.

Une de ses sœurs a eu un ictère émotif.

Antécédents personnels. — Variole à 10 ans.

3 mois après, début lent d'une première atteinte de chorée ; la malade laissait tomber les objets qu'elle tenait dans la main droite, accusait de la maladresse, de la brusquerie. Peu à peu une véritable danse des bras et des jambes apparut, ainsi que des contractions de la moitié droite du visage ; au bout de 2 mois diminution notable.

A 16 ans, à l'occasion d'un incendie, un nouvel accès se déclare tout aussi violent que le premier et toujours limité au côté droit, face et membres.

Enfin, les règles apparaissent et elle est guérie.

Les accès choréiques n'ont plus reparu depuis ni à l'occasion de troubles menstruels, ni aux deux premières grossesses, ni à la grossesse actuelle.

1899, n° 307, II pare.

Légère hémichorée droite à 11 ans.

Soignée aux Enfants-Malades par le traitement classique, mais n'a guéri complètement qu'à 15 ans à l'apparition des règles.

Première grossesse normale.

Père nerveux, facilement irritable.

N° 354, VI pare.

Apparition à 13 ans de la chorée qui dure 10 mois, soignée à Sainte-Anne (bromure, gentiane, gymnastique et bains), et cesse à 14 ans quand les règles apparaissent.

A 17 ans, nouvelle attaque d'hémichorée droite, qui dure 3 semaines, soignée à la Pitié par le chloral.

Rien aux six grossesses.

Mère nerveuse, sujette à des crises nerveuses.

N° 708, I pare.

A 9 ans 1/2, aurait eu une peur occasionnée par des gens qui auraient couru après elle pour la voler.

En rentrant chez elle, elle se trouve mal, perd connaissance et est prise le soir d'une épistaxis abondante. Le lendemain, à son réveil, un violent tremblement agite tous ses membres, les traits de son visage sont mobiles et grimaçants, le même état persiste les jours suivants.

L'état aigu dure deux mois accompagné d'épistaxis quotidiennes et assez abondantes.

A 10 ans apparaissent les règles et tout est fini.

Grossesse et travail normaux.

II. — Observations de chorées gravidiques

1891, n° 364, III pare, 21 ans.

Antécédents héréditaires. — Nuls.

1re grossesse, chorée au 7e mois qui dure deux mois.

L'enfant naît à terme et meurt au bout de 2 jours.

Rien à signaler aux autres grossesses.

A la troisième, vomissements du début.

Enfant naît mort et macéré.

1891, n° 765, II pare, 21 ans.

Antécédents héréditaires. — Nuls.

1re grossesse, chorée jusqu'à l'apparition des mouvements actifs.

2e grossesse, chorée depuis le 1er mois jusqu'à l'apparition des mouvements actifs.

Accouchement spontané.

Enfant vivant, du poids de 3,370 grammes.

1892, n° 130, I pare, 22 ans.

Rien dans les antécédents.

Chorée depuis ses dernières règles limitée aux membres inférieurs.

Traitée d'abord à Lariboisière, puis à la clinique Baudelocque.

20 *juin.* — 2 grammes de chloral.

25 *juin.* — 4 grammes de chloral.

Puis 5 grammes.

Sortie guérie le 19 septembre.

Revient accoucher d'un enfant de 3,100 grammes.

1892, n° 1313, I pare, 21 ans.

Chorée à 15 ans, durant 8 mois, reparue en mai dernier à la suite d'une émotion ; cette chorée est assez intense pour l'empêcher de manger seule.

Entrée au dortoir le 25 mai, elle est mise à 2 grammes de chloral.

Le 4 juin, les mouvements sont plus désordonnés, on porte la dose à 4 grammes.

Le 10, à 6 grammes.

Les mouvements sont moins forts, la malade dort mieux.

Depuis le 13 juin, elle porte elle-même ses aliments à la

bouche; elle part sur sa demande avec une présentation du siège mode des fesses.

Elle accouche le 10 septembre d'un fœtus du poids de 3,100 grammes présentant de l'hydrocéphalie légère, un spina-bifida et un céphalœmatome.

1894, n° 380, II pare, 17 ans.

Chorée datant de trois ans à la suite d'une peur.

Antécédents héréditaires. — Nuls.

Entrée au dortoir le 17 novembre 1893, mise le même jour à 4 grammes de chloral, puis à 5.

Pas d'albumine.

Le 31 décembre, 8 grammes.

Le 12 février, guérison, suppression du chloral.

Accouche spontanément d'un enfant vivant de 3,380 grammes.

1894, n° 381, I pare, 20 ans.

Chorée vers 7 ou 8 ans, a disparu au cours d'une scarlatine(?).

Reparaissant au début de cette grossesse pour cesser au 2e mois.

Rétrécissement mitral.

La femme a été mise au régime lacté, a pris d'abord 10 centigrammes puis 20 centigrammes de chloralose, et l'état s'est rapidement amélioré.

Enfant vivant de 3,210 grammes.

N° 982, I pare, 19 ans.

Chorée depuis 12 ans, ayant un peu augmenté au cours du travail.

(Pas d'autres renseignements.)

Enfant vivant, 2,970 grammes.

1895, n° 359, I pare, 17 ans.

Réglée à 9 ans.

Aménorrhée de 9 à 11 ans.

1re crise choréique en 1892, au moment de l'apparition des

règles, sans émotion ni frayeur. Elle est restée trois mois à l'hôpital Cochin, où elle fut traitée par le bromure et l'antipyrine.

En juin 1894, au moment des dernières règles, hémichorée gauche.

Huit jours avant son entrée dans le service, elle a eu une frayeur à la vue d'une crise épileptique de son beau-frère.

Depuis ce moment elle a des mouvements convulsifs dans le bras et jambe droits; la sensibilité cutanée est conservée; la cornée et le pharynx sont insensibles; elle déglutit facilement, mais il lui arrive parfois en parlant de sentir une constriction à la gorge; elle pousse un cri qui n'est pas suivi de crise.

Du 30 novembre au 15 décembre, chloral 5 grammes.

Du 15 décembre au 15 janvier, chloral 7 grammes.

Dans le courant de janvier les mouvements ont presque disparu; on ne donne plus que 5 grammes de chloral. Au moment de l'accouchement (6 mars 1895) elle prenait encore 4 grammes.

Accouchement spontané, enfant 3,460 grammes.

N° 561, II pare, 21 ans.

Mère rhumatisante,

Chorée à 17 ans non traitée: les règles arrivent à 18 ans, la chorée cesse.

1re grossesse, chorée traitée dans le service par le chloral.

Ne s'est pas reproduite à cette seconde grossesse.

Enfant 2,720 grammes.

N° 1607, II pare.

Rhumatisante depuis 7 ans.

Chorée à 15 ans, traitée à Saint-Antoine, disparaît au bout de 8 mois quand les règles apparaissent.

1re grossesse, chorée traitée et guérie dans le service par le chloral.

Accouchée d'un enfant présentant un spina-bifida, des pieds bots et de l'hydrocéphalie légère qui augmenta les jours suivants.

Rien à signaler à cette 2e grossesse.

N° 1678, III pare, 18 ans.

Chorée vers 20 ans.

Chorée pendant 2 mois à la 2e grossesse, soignée à Laënnec. Albuminurie.

L'enfant a présenté du pemphigus des mains et des pieds et est mort à 9 jours.

N° 1431, II pare, 22 ans.

Chorée à 15 ans, à la suite d'une frayeur.

Elle entre à la Pitié où on lui fait suivre sans résultat un traitement hydrothérapique ; à l'apparition des règles (16 ans 1/2) la chorée disparaît.

Elle reparaît à la 1re grossesse vers le 2e mois et persiste jusqu'à l'accouchement.

2e grossesse, depuis le 2e mois chorée limitée aux membres supérieurs et à la face, surtout marquée à droite.

Au moment de son entrée cette chorée existe encore et n'a pas été traitée.

Dès son entrée elle prend 3 grammes de chloral ; les mouvements diminuent, mais elle sort le huitième jour.

Elle revient accoucher d'un enfant de 2,990 grammes.

1897, n° 1136, II pare, 18 ans.

Chorée à 15 ans pendant 5 mois.

1re grossesse normale.

2e grossesse, chorée pendant 3 mois, guérie sans traitement.

Enfant vivant, 3,350 grammes.

1898, n° 2110, III pare.

Père mort à 42 ans de fièvre typhoïde, non alcoolique, ne paraissant pas avoir présenté de tare nerveuse.

Mère vivante bien portante.

Un de ses frères bégaye.

En août 1884, à l'âge de 14 ans, chorée très légère puisqu'elle a continué à aller à l'école et à travailler.

En novembre 1884, apparition des règles une seule fois.

En février 1885, elles reparaissent, deviennent régulières, et dès lors la chorée disparaît définitivement.

A 17 ans, 2e attaque qui dure encore six mois.

1re grossesse normale.

Pendant la 2e grossesse la chorée reparaît ; peu intense pendant les six premiers mois, elle diminue encore pendant les trois derniers.

Dans la suite l'enfant dut être conduit aux Enfants-Malades pour maladie nerveuse(?), dont il mourut à 2 mois.

3e grossesse normale.

CONCLUSIONS

1° La chorée est une manifestation de la dégénérescence neuro-arthritique :

2° Elle apparaît le plus souvent chez la femme au moment de la puberté pour cesser avec l'établissement des règles :

3° Elle reparaît quelquefois quand les règles se suppriment, en particulier au moment de la grossesse ;

4° Dans ces deux états, puberté et grossesse, elle est due à une auto-intoxication de nature encore inconnue ;

5° Le pronostic est surtout grave pour l'enfant qui naît lui-même dégénéré ou prématuré ;

6° Le traitement consiste en régime lacté, administration de chloral.

BIBLIOGRAPHIE

BAMBERG. — Ueber chorea gravidarum. *Dis. inaug.* Berlin, 1873.

BARTON-HURST. — *Journ. of Assoc. amer.*, 11 février 1885, p. 187.

BARNES. — *Obs. transact.* London, 1869, p. 147.

BEULQUE. — Quelques faits cliniques pour servir à l'étude de la chorée pendant la grossesse et le travail. *Thèse,* Lille, 1894.

BRETON. — État mental dans la chorée.

BRISSAUD. — La chorée variable des dégénérés.

BROUARDEL. — 1 cas de chorée pendant la grossesse. *Paris médical.*

BUÉ. — De la chorée gravidique. *Presse méd.*, 1894; *Arch. de tocol. et gyn.*, 1895.

CAPURON. — Traité des maladies des femmes enceintes.

CHARLES. — De la chorée pendant la grossesse. Deux cas suivis de mort.

CHARCOT. — *Leçons du mardi,* 1888-1889.

CHARCOT, BOUCHARD et BRISSAUD. — Traité de médecine, t. VI.

CHARPENTIER. — Traité pratique des accouchements.

CHÉRON. — Pathogénie et traitement de la chorée de Sydenham.

DELAGE. — De la chorée gravidique. *Thèse,* Paris, 1898.

DEMORE. — *Gazette des hôp.*, 1866.

DÉJERINE. — L'hérédité dans les maladies du système nerveux. *Thèse d'agrégation,* Paris, 1886.

DIDIER. — Hémichorée des derniers jours de la grossesse. *Soc. des Sc. méd. de Lille,* 1892.

Dresch. — Pathogénie et traitement de la chorée. *Journal des Praticiens*, 1897.

Duchateau. — *Thèse*, Paris, 1893.

Fischl. — Chorea minor in gravida. *Allg. Wien. mediz. Zeitung*, 1865.

Fehling. — M. ein fall von ch. gravid. *Archiv f. gyn.*, 1874.

Fonteneau. — De la chorée gravidique, 1893.

Goodell. — A case of chor. complicating pregnancy. *Amer. J. of obst.*, 1870.

Hicks (B.). — A case Schowing the behaviour of the pregnant uterus in chorea. *Soc. obst. de Londres*, 1891.

Hocquet. — *Thèse*, Paris, 1887.

Hochstetter. — *Ann. de la Charité*, 15e année. Berlin.

Jaccoud. — *Clinique*, 1867, p. 470.

Joffroy. — De la folie choréique. Déf. et nature de la chorée. *Semaine méd.*, 1893.

Kemper. — Chorée des femmes enceintes. *Med. Record*, 4 juin 1887.

Lannois. — *Revue méd.*, 1888.

Legay. — Contribution à l'étude de l'étiologie de la chorée. *Thèse*, Paris, 1897.

Leroux. — Pathogénie de la chorée de Sydenham. *Presse médicale*, 1896.

Loviot. — Hystéro-chorée grav. *Soc. obst. et gyn.*, 13 janvier.

Moncorvo. — *Revue clin. et thérap.*, 31 mai 1888.

Mundé. — *Ann. gynek.*, 1882, nos 17-18.

Oulmont. — Chorée puerp. traitée par l'hyoscyanine. *Bulletin gén. de thérap.*, 1875.

Paris médical, rev. du 26 juillet 1894.

Patry. — Chorée variable. *Thèse*, Paris, 1897.

Raymond. — Hérédité nerveuse. *Bulletin méd.*, 3 avril 1895.

— Art. Danse Saint-Guy. *Dict. encyclop. des Sc. méd.*

Réville. — *Thèse*, Paris, 1892.

Ribémont-Dessaignes et Lepage. — Précis d'obstétrique.

Riche. — *Thèse*, Paris, 1891.
Riedlin. — *Lineæ medicæ*.
Russel. — *Med. Times and Gazet.*, janvier 1870.
Sée. — *Acad. de méd.*, 1851.
Souques. — Art. hyst. *Manuel de méd.*
Tait (Lawson). — A case of ch. gravid. *The med. Presse*, 1888.
Tarnier et Budin. — Traité de l'art des accouchements.
Triboulet. — *Thèse*, Paris, 1893.
Trousseau. — *Clinique de l'Hôtel-Dieu*, tome II.
Wade. — *Obs. transact.* London, 1881, p. 244.
Woodman. — *Obs. transact.* London, 1881, p. 102.

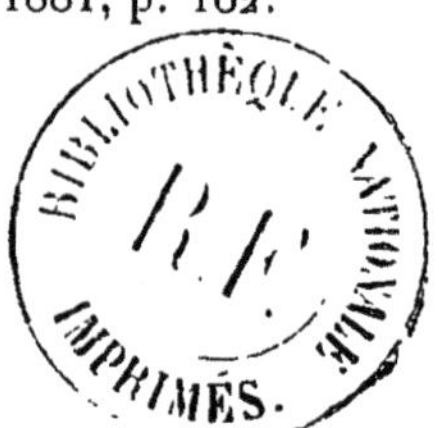

CHARTRES. — IMPRIMERIE DURAND, RUE FULBERT.

www.ingramcontent.com/pod-product-compliance
Ingram Content Group UK Ltd.
Pitfield, Milton Keynes, MK11 3LW, UK
UKHW020349220726
13923UKWH00004B/1588

9 782019 261634